AF468012

QUELQUES CAS INSOLITES

DE

CHIRURGIE ABDOMINALE

Docteur CLINTON CUSHING

SAN FRANCISCO

TRADUIT

Par le Dr Charles J. KŒNIG

G. STEINHEIL, ÉDITEUR, PARIS.

QUELQUES CAS INSOLITES
DE
CHIRURGIE ABDOMINALE
AVEC COMMENTAIRES

Par CLINTON CUSHING, M. D., San Francisco

Professeur de gynécologie au « Cooper Medical College ».
Fellow de l'Association Américaine des Obstétriciens et des Gynécologistes,
Fellow de la Société britannique de gynécologie,
Chirurgien consultant de l'hôpital français de San Francisco, etc.

Lus devant la Société médico-chirurgicale de San Francisco, le 3 septembre 1894.

En janvier 1893, je fus prié de voir la femme d'un médecin qui souffrait depuis plusieurs années de poussées fébriles accompagnées de dérangements gastriques et d'émaciation prononcée. Chaque poussée durait de six à dix semaines, la température variant entre 100 et 105° F. (37°8 et 40°5 C.).

Après la poussée fébrile elle revenait lentement à l'état normal de santé. Il n'y avait pas de douleur marquée qui indiquât une maladie locale, l'impossibilité de prendre et de digérer de la nourriture étant le symptôme le plus prononcé.

Les professeurs L. C. Lane et J. O. Hirschfelder virent le cas en consultation, mais à part le diagnostic d'indigestion chronique aucune décision ne fût prise.

En l'examinant je ne trouvai ni douleur, ni distension de l'abdomen, mais beaucoup d'émaciation.

Les organes abdominaux et pelviens apparemment normaux; l'analyse de l'urine négative; cœur et poumons en bonne condition; pouls faible.

Après l'examen j'informai le mari qu'il m'était impossible d'avoir une opinion définitive quant à la nature du cas, mais qu'il y avait des probabilités soit d'un commencement de péritonite tuberculeuse, soit d'un foyer purulent quelque part dans la cavité péritonéale.

Je conseillai une incision exploratrice comme le meilleur moyen de régler la question. Le 4 février 1893 (aidé du professeur Steele) l'abdomen fut ouvert comme d'habitude sous l'ombilic dans la ligne blanche, une main et un bras introduits et tous les organes abdominaux examinés avec soin. Tout fut trouvé normal à l'exception d'une vessie-biliaire distendue de calculs, au côté droit au-dessous du foie. Je conseillai l'excision de la vessie biliaire et des calculs.

L'ouverture dans la ligne blanche fut fermée et l'abdomen ouvert juste au-dessous des côtes sur le côté droit, la vessie biliaire tirée dehors et ligaturée près du foie, et le tout enlevé.

La guérison se fit sans incident, la fièvre disparut, et depuis ce moment, il n'y a eu aucune récidive des symptômes.

Maintenant se présente une question d'importance.

Quel rapport, si rapport il y a, pouvait exister entre les calculs biliaires et la fièvre et l'émaciation? Si les calculs-biliaires étaient la cause de la fièvre, il me semblerait probable qu'ils produisirent une irritation réflexe de l'estomac et par suite une indigestion d'un caractère suffisamment fort pour expliquer la fièvre.

Je suis d'autant plus enclin à cette opinion que j'eus une expérience similaire il y a six ans dans un cas où je suturai la vessie biliaire à la peau et en fis le drainage après l'avoir débarrassée d'une quantité de calculs. Dans ce dernier cas tous les symptômes disparurent aussitôt après l'opération. Dans les deux cas la vessie biliaire ne pouvait pas être sentie par la palpation et on ne pouvait pas soupçonner un désordre de cet organe. En tout cas, la disparition rapide des symptômes, et la bonne santé subséquente me portent à croire que le désordre de la vessie biliaire était la cause de la maladie.

Puisque l'existence de la vessie biliaire n'est pas essentielle à la santé de l'individu ou à la fonction du foie, je crois que son ablation est meilleure chirurgie que son drainage ou que la production d'une ouverture artificielle entre cet organe et le pylore.

En avril 1893, je vis, en consultation avec plusieurs chirurgiens bien connus, un cas de rétrécissement du rectum chez une femme de 28 ans, mère de deux enfants. Le rétrécissement était distant de l'anus environ la longueur d'un doigt, et la contraction de l'intestin ne permettait pas l'introduction de la première jointure du doigt. L'opinion de tous fut que la maladie était probablement maligne, et la majorité de ceux présents opposaient une intervention chirurgicale à cause de l'inaccessibilité de la maladie.

Avec le Professeur Lane, je conseillai une opération, vu le jeune âge de la malade et la possibilité d'une guérison, et vu que les faits exacts dans le cas ne pouvaient être déterminés que par un effort pour déraciner le mal.

Le 22 avril 1893, aidé des Docteurs Stillman et Rixford je fis l'opération de Kraske qui consistait en l'enlèvement du coccyx et du segment inférieur du sacrum, en la rupture des adhérences de l'S iliaque aux parois pelviennes, en la traction en bas de l'intestin détaché, en l'ablation de six pouces de l'intestin, comprenant toute la portion malade, laissant environ deux pouces du rectum, avec l'anus in situ, vu qu'il était apparemment sain.

Le bout supérieur de l'intestin fut alors tiré en bas et cousu avec soin au bout inférieur contre l'anus et la grande plaie dans le dos fermée avec des sutures de gut de ver-à-soie. Un peu du contenu de l'intestin s'étant échappé entre les sutures, la suppuration s'ensuivit dans une portion de la plaie. Une petite fistule recto-vaginale se forma à la partie supérieure du vagin juste derrière le col de l'utérus ; à l'exception de la fistule, la plaie se cicatrisa facilement, et la malade put retourner chez elle au bout de deux mois, son poids étant beaucoup augmenté, et sa santé générale excellente.

Elle revint à San Francisco au mois de novembre dernier ; la fistule recto-vaginale fut alors fermée et se cicatrisa facilement. Il resta à l'endroit des sutures un rétrécissement marqué du rectum, mais le rétrécissement permit l'introduction d'une bougie de Wales en caoutchouc souple de 1 pouce de diamètre. A présent, son médecin m'écrit qu'après 14 mois son état général et local reste excellent.

L'examen microscopique démontra que nous avions affaire à un épithéliome.

Quelqu'un qui n'a jamais vu cette opération ne peut facilement concevoir comme les parties sont bien exposées à la vue à mesure que l'opération s'avance ; aucun vaisseau n'est ligaturé, les pinces hémostatiques étant suffisantes. Une large éponge au bout d'une corde fut introduite dans la cavité pelvienne pour protéger l'intestin contre les injures. La lésion était située presque exactement dans le centre de la cavité pelvienne et pouvait être atteinte, soit par une incision abdominale, s'ouvrant seulement avec la plus grande difficulté, soit par en bas, mais seulement en sacrifiant le bout inférieur de l'intestin, avec ses sphincters, à moins, comme dans ce cas, l'ouverture ait été faite selon les méthodes de Kraske. Dussé-je à l'avenir avoir à faire à un cas semblable, j'essayerais le bouton Murphy pour unir les bouts coupés de l'intestin, car beaucoup de temps serait ainsi gagné et le choc diminué. Il est encore trop tôt pour dire qu'une guérison permanente ait été obtenue, mais les chances sont bonnes et nous avons au moins donné à la malade une année de santé avec un bon espoir que celle-ci continuera.

Madame G. H., femme d'un médecin et mère de trois enfants, vint me consulter parce que son abdomen grossissait. Sa santé générale était bonne, excepté qu'il lui était impossible de se tenir longtemps sur ses pieds sans éprouver une sensation de poids et de pression dans la partie inférieure de l'abdomen. Elle avait environ 36 ans. L'examen démontra une mauvaise lacération du col de l'utérus et du périnée. Il y avait une hyperplasie marquée de l'utérus et une tumeur unie et élastique dans la région ovarienne droite que je prononçai être une tumeur kystique ovarienne et une opération fut conseillée. Le 25 février 1893 la malade fut mise sous l'influence de l'éther, l'utérus fut curetté à fond, la lacération du col et du périnée réparée et ensuite l'abdomen fut ouvert de la manière habituelle.

Ce que nous avions supposé être un kyste ovarien était un kyste colloïde se développant dans le tissu rétro-péritonéal juste au-dessous du rein droit et dont la paroi interne était formée en grande partie par la paroi externe du côlon ascendant. La tumeur était à peu près de la grandeur d'une tête d'enfant à terme. Les parois du sac étaient couvertes par le péritoine qui avait à peu près l'épaisseur de carton.

Le kyste fut percé mais la masse colloïde dût être enlevée avec la main ; évidemment le sac ne pouvait pas être enlevé sans sacrifier ou au moins sans beaucoup endommager la paroi du côlon, de sorte que les bords de l'incision du sac furent cousus à la paroi abdominale et un tube de drainage introduit et attaché dans la plaie abdominale.

Il n'y eut aucun choc et la guérison se fit sans incidents. Au bout d'un an il y avait encore un léger suintement de l'ouverture fistuleuse et la fente étroite fut lavée avec une solution de nitrate d'argent, de 60 grains par once, (4 grammes pour 30), et la fistule se ferma alors. On trouva les ovaires normaux. L'opération plastique sur le col et le périnée avait donné un résultat parfait.

Je cite ce cas, parce que les tumeurs rétro-péritonéales de cette nature sont peu communes, si je dois en juger par le fait que l'on en voit rarement décrit dans les journaux médicaux. L'erreur de diagnostic est facile à comprendre quand on se rappelle que le kyste était mobile, était en contact direct avec l'ovaire, et que l'abdomen de la malade était bien pourvu de tissu adipeux.

Cependant, les erreurs de diagnostic dans les maladies abdominales sont si fréquentes qu'elles ont cessé de surprendre personne.

Le Docteur Hennessy, de Napa, m'envoya une femme au mois de février dernier, avec une histoire d'inflammation pelvienne se terminant par un écoulement de pus par le rectum et la vessie. Elle passa aussi de temps en temps des gaz de la vessie. Elle était très émaciée et souffrait beaucoup de douleurs dans la région ovarienne gauche. L'examen démontra une masse immobile et sensible dans la région sus-indiquée, et le diagnostic fut fait d'une trompe purulente s'ouvrant et dans le rectum et dans la vessie.

Le 3 mars 1894, assisté du Docteur Hennessy, l'abdomen fut ouvert et le diagnostic vérifié. Tout le ligament large du côté gauche était distendu et rempli de pus caséeux, et les restants d'une trompe purulente étaient visibles. La trompe fut ligaturé avec catgut et excisé et la cavité de pus dans le ligament large curettée à fond et ensuite épongée avec un mélange de parties égales d'acide phénique et de teinture d'iode composée, et un tube de drainage en caoutchouc fut passé à travers la plaie abdominale jusque dans le vagin.

Il existe encore une ouverture fistuleuse dans la paroi abdominale, mais la malade a engraissé et devenue forte et promet de faire une guérison parfaite. Ce cas n'est pas très ordinaire.

Ici j'aimerais appeler l'attention des membres de la Société à un fait pratique d'une valeur indubitable et que j'ai mis en pratique dans ce cas pour la première fois Pour éviter les trajets fistuleux causés par les ligatures de soie laissées dans l'abdomen, ligatures qui étaient devenues infectées de pus, je préfère dans les cas purulents me servir de catgut ; mais une objection sérieuse au catgut est qu'en le maniant avec les mains mouillées et et quand il est souillé de sang et de pus il devient glissant ; par suite quand on le noue au fond de la cavité pelvienne, on n'a pas l'assurance que le nœud tiendra.

Il me vint à l'esprit que, si après avoir gardé le catgut dans l'éther pendant 10 jours pour le débarrasser de toute l'huile animale qu'il contient et le rendre aseptique, il fût mis dans un mélange de 30 grammes de résine pour un demi litre d'alcool, il serait préservé et rendu collant et ainsi tiendrait noué qu'il fût mouillé ou non.

L'expérience fut un succès, le catgut demeura noué et nous pouvons le recommander comme une amélioration.

Il y a deux ans et demi une dame, âgée de 35 ans, m'apporta une lettre du Docteur Henry O. Marcy, de Boston, me demandant de lui prodiguer les soins qui pourraient être nécessaires. Elle était excessivement nerveuse et souffrait de douleurs dans la région des ovaires. Elle était veuve et n'avait jamais été enceinte. En l'examinant, les ovaires furent trouvés plus qu'habituellement sensibles et un peu plus grands que normalement.

Je conseillai des mesures pour améliorer sa santé générale et l'usage du courant électrique constant à la région ovarienne au moyen de plaques de *terre glaise*. Elle ne revint pas pour traitement et je n'eus pas de ses nouvelles pendant deux ans. Au printemps dernier, elle revint me demander conseil disant qu'après m'avoir quitté il y a plus de deux ans, un chirurgien avait fait une laparatomie et enlevé l'ovaire et la trompe de Fallope gauches, mais sans amélioration des symptômes troublants.

En l'examinant maintenant, je trouvai une hernie ven-

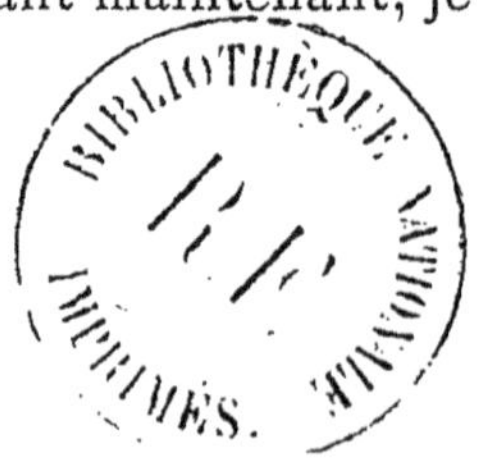

trale de la grandeur d'une petite noix de coco dans la ligne de l'incision abdominale. L'ovaire droit était environ de la grandeur d'un œuf de canard et extrêmement sensible, la trompe de Fallope de la grandeur du pouce. Derrière l'utérus il y avait une masse qui semblait être de la matière fécale durcie dans le rectum et qui empêchait de faire un examen satisfaisant. Je lui conseillai donc de retourner chez elle, de prendre une grande injection rectale et de revenir pour que l'examen soit complété.

A son retour, la masse fut encore sentie à la même place et un examen digital per rectum démontra le fait qu'elle était dans la partie inférieure du cul-de-sac recto-vaginal et à travers la paroi mince de l'intestin, les contours d'une masse plate et ronde, quelque peu semblable au bout d'une bobine, pouvaient être sentis, mais en considérant davantage, j'arrivai à la conclusion que c'était une bague et la malade en fut informée.

Elle me dit alors qu'elle avait appris depuis l'opération qu'une bague de valeur avait été perdue à ce moment et qu'elle n'avait jamais été retrouvée. Ceci ne fit que confirmer mon opinion première que la masse dans le cul-de-sac était une bague entourée de lymphe.

Le 24 mai 1894, avec l'assistance du Professeur C. N. Ellinevood et du docteur E. W. Thomas, l'abdomen fut ouvert et l'ovaire droit, qui était une masse de kystes, et la trompe de Fallope furent enlevés. Un effort fut fait pour disséquer la masse dans le cul-de-sac recto-vaginal, mais à cause du durcissement cartilagineux et le danger imminent de trouer le rectum, l'effort pour le moment fut abandonné. La gaîne fibreuse du muscle droit de l'abdomen fut ensuite disséquée et mise à nu le long du bord de l'incision abdominale, et après que les sutures habituelles de gut de ver à soie eurent été introduites à travers tous les tissus formant la paroi abdominale, des sutures de forte soie cachées et interrompues furent employées pour ramener ensemble les couches fibreuses qui avaient été disséquées, et enfin toutes les structures furent ramenées ensemble par les sutures profondes de gut de ver-à-soie, les sutures cachées ayant été introduites pour empêcher, si c'était possible, le retour de la hernie.

La malade fut alors placée sur le côté et le cul-de-sac ouvert par en bas, quand la bague en or à émeraude, aussi brillante et propre que le jour qu'elle fut faite, se présenta à notre vue, et avec une paire de fortes pinces et des ciseaux à longs manches, elle fut rapidement enlevée d'un ferme lit de lymphe où elle était restée pendant deux ans. Comme conséquence de la dissection une hémorrhagie assez abondante s'ensuivit et une éponge tenue dans une pince à longs manches fut laissée dans l'ouverture pendant six heures, ce qui arrêta efficacement l'hémorrhagie. La guérison fut lente mais sans incidents et la malade quitta l'hôpital à la fin d'un mois. Je suis confiant que sa santé sera entièrement rétablie.

Il est intéressant de savoir qu'un corps si petit, pût être senti après un séjour de plus de 2 ans dans la cavité péritonéale; mais cela se comprend quand on se rappelle combien mince est la paroi du rectum.

N'eût-elle pas eu une affection de l'ovaire ni de la trompe, ni souffert de hernie, je doute fort que la simple présence de la bague enkystée eut nécessité une opération sérieuse pour son ablation. Cependant le cul-de-sac recto-vaginal est un des points les plus sensibles du corps humain comme on peut le prouver en passant une éponge dedans pendant une opération abdominale. D'autres manipulations sont supportées sans signe de souffrance, mais si le cul-de-sac recto-vaginal est touché, le malade commence à s'agiter.

Le cas suivant est cité par Docteur Rixford et est une contribution valable à la littérature de la chirurgie abdominale, car il montre quelques-unes des difficultés du diagnostic, et montre ce qui peut être fait par incisions exploratrices dans des conditions sérieuses, sans causer de symptômes fâcheux :

« R. L. Jump, médecin, avait joui généralement d'une bonne santé. Le 18 avril il se sentait parfaitement bien quoique pendant les dix jours précédents il avait été troublé de constipation, une condition peu habituelle pour lui. Pendant la nuit du 19 avril il eut des douleurs de ventre qui l'empêchèrent de dormir, situées dans les régions iliaque et ombilicale. La douleur était constante et ressemblait à celle éprouvée dans plusieurs attaques semblables qui eurent lieu pendant les trois dernières années, quoiqu'elle fut moins forte. Dans une de ces attaques, la douleur persista une semaine ou plus.

Pendant la soirée du 20 avril il était légèrement fiévreux, et encore plus la soirée suivante. Dimanche matin il se sentait bien et marcha au quai, mais le soir il avait du malaise et des frissons, et une température de 102°, 5 F (39°.6 C) par la bouche. Il prit 65 centigrammes de calomel et se mit au régime lacté, mais ne s'alita pas.

La température s'abaissa à 99°,8 F (37°6 C) le 23 du mois, à 99°5 F (37°5 C,) le 24, mais monta le 25 à 100°5 F (38°C). Il prit une seconde dose de calomel après quoi la température tomba à 99° F (37°2 C).

Le 26, 27 et 28 il fit de longues promenades en voiture et se sentit bien portant. Vendredi, le 27, la température était normale la nuit et le matin, et continua ainsi pendant 3 jours. Pendant cette semaine, du 23 au 30, il n'eut aucune douleur.

Le samedi 28 il revint en ville se sentant bien. Dimanche il se portait aussi bien que jamais, mangea avec appétit viande et légumes. Il passa une bonne nuit. Le lundi après-midi, le 30 avril, il fut repris de malaise dans l'abdomen, mais mangea comme d'habitude. Température 102° F (38°8 C). Le lendemain matin il prit 30 grammes de « sels Rochelle », mais il en vomit une partie.

Cette nuit il prit du calomel, 25 centigrammes, en doses divisées. Température 103 F (39°.5 C). Il passa la nuit sans sommeil et mercredi matin, le 2 mai, traversa la baie. La douleur abdominale revint plus forte qu'avant.

Température 104 F (40° C). Par moments il se plaignait amèrement de douleur, et demanda qu'on fit une incision exploratrice.

Jeudi le 3 mai la température atteignit 105° F (40°5 C) suivie le vendredi matin, d'une rémission à 102° F (38°8 C). 25 centigrammes de phénacétine réduisirent la température à 101°5 F (38°6 C). La douleur fut si forte qu'on administra de la morphine. Ce même jour il eut plusieurs selles fluides que l'on pensait être dues aux extraits de bœuf avec lesquels il avait été nourri pendant 2 jours.

Le muscle droit de l'abdomen du côté droit était très ferme et une tuméfaction bien marquée fut sentie juste au-dessous et à droite l'ombilic. Cet endroit était très sensible à la pression ; il y avait quelque tympanite. Il y a un an et demi il eut un grand abcès pelvien qui fut incisé profondément à travers le périnée. Tenant compte de ces faits, ainsi que du désir du malade, de l'histoire de plusieurs attaques de douleur abdominale ci-dessus mentionnées et de l'augmentation rapide dans la sévérité des symptômes, les consultants décidèrent de faire une incision exploratrice, pensant qu'ils avaient probablement à faire à un abcès ayant une appendicite comme origine.

Le samedi après-midi, le 5 mai, le Docteur Cushing, assisté des Docteurs Stillman, Rixford et Huffaker, fit une incision abdominale à travers le muscle droit immédiatement sur la tumeur. L'appendice apparut dans la plaie et fut trouvé tout à fait normal.

Les 8 pouces inférieurs de l'iléon étaient modérément congestionnés et en mouvement péristaltique violent. Les glandes mésentériques de cette région étaient très enflées, quelques-unes étant grosses comme une amande et d'une couleur pourpre. La masse totale des glandes était suffisamment grande pour être sentie à travers la paroi abdominale et pour expliquer la tumeur. Une des glandes fut excisée pour en faire l'examen.

Le cas était évidemment une fièvre typhoïde en dépit de l'histoire clinique. La possibilité de fièvre typhoïde avait été discutée plusieurs fois avant l'opération et était fortement suggérée par l'augmentation rapide de la fièvre et des selles fluides du 4 mai, elle fut exclue néanmoins étant donnés les troubles abdominaux antérieurs, la période de défervescence et le retour à la santé, la forte douleur, la sensibilité excessive, le spasme musculaire, les frissons et l'absence de l'éruption typhoïde et de la stupeur, car l'esprit était aussi clair que jamais.

Il y avait beaucoup de fluide foncé dans la cavité péritonéale. Un drain en verre fut inséré. La plaie fut fermée avec des sutures de gut de ver-à-soie et pansée avec phénol et glycérine. L'opération ne fut suivie ni de choc, ni de vomissements.

Peu après l'opération se développa un délire profond qui continua jusqu'au 18 mai. Ce délire était remarquable en ce que le malade reconnaissait ceux autour de lui et donnait des suggestions rationnelles concernant son traitement.

Le jour après l'opération les pupilles du malade commencèrent à se dilater, et la dilatation devint bientôt extrême. Alors survint du strabisme qui dura plusieurs jours. La tête était rétractée, et un certain degré d'opisthotonos se manifesta. Avec ces symptômes le pouls s'éleva à 120 et 140. Le subsultus tendinum était excessif. Commençant comme d'habitude dans les mains il s'étendit en apparence à tous les muscles du corps. Les bras et les jambes se tordaient, et les muscles thoraciques et abdominaux se contractaient spasmodiquement.

Le drain fut retiré après 48 heures et les sutures enlevées le 5e jour, la plaie s'étant cicatrisée par première intention. Le 6e jour, tandis que le dos du garde-malade était tourné, le malade arracha les bandes adhérentes et ouvrit la partie inférieure de la plaie. Aucun mal ne s'ensuivit autre que la cicatrisation quelque peu retardée qui se fit par granulations de cette partie de la plaie.

Le tympanisme était excessive par moments. L'éruption typhoïde apparut après l'opération et était marquée sur l'abdomen et la poitrine, et quelques pétéchies étaient visibles, même sur les extrémités.

A aucun moment la diarrhée ne fut excessive; et il n'y avait pas de sang dans les fèces. La prostration fut extrême, et les excrétions furent involontaires pendant une semaine au moins. Les plus grands soins furent nécessaires pour empêcher le décubitus et, quoique l'on ait changé la position du malade toutes les vingt minutes, et que l'on ait employé des coussins à air et des rouleaux de coton, quelques petits ulcères se formèrent.

La température, prise dans le rectum, se rangeait entre 102° et 105° F (38°8 à 40°5 C) du 2 au 14 mai, quand des rémissions marquées se firent, la défervescence commença. Le 21 mai la température était 99° F (37°2 C) et après cela resta normale. Beaucoup de souffrance fut causée par la sécheresse de la gorge. Plusieurs fois l'épithélium du pharynx se détacha en entier et dut être complètement arraché.

Le cas est remarquable sous beaucoup de rapports. Peu de cas de fièvre typhoïde sont observés exactement de si bonne heure. Il y eut un intervalle de complète défervescence à la suite d'une forte purgation au calomel et du régime lacté, et un retour complet à la santé pendant 3 jours. Après ceci, la fièvre augmenta rapidement, mais d'une façon continue pendant 4 jours. Plusieurs explications de ce fait ont été suggérées ; d'abord, que la maladie avait vraiment commencé environ le 19 avril et qu'elle fut avortée par la prompte administration du calomel, pour recommencer de plus belle par suite d'un retour trop tôt au régime ordinaire. Une autre explication est que les symptômes étaient dûs à un écart de régime pendant la période prodromique et furent soulagés, à l'aide du calomel par la disparition des masses fermentant dans l'intestin. L'incision exploratrice fournit de nombreuses et importantes observations à part celles mentionnées : la congestion localisée, le mouvement péristaltique violent, le fluide foncé dans la cavité, le gonflement précoce des glandes mésentériques.

Le Docteur S. Mouser, à qui la glande excisée fut soumise, rapporta que les tubes d'Esmarch inoculés par elle montrèrent le bacille typhique en pure culture. Ce fait est la preuve positive qu'aucune ulcération de l'intestin n'avait eu lieu, car une solution de continuité de la membrane muqueuse livre passage à une variété de bactéries qui pullulent dans les contenus intestinaux. Le mouvement péristaltique violent vu dans la partie inférieure de l'iléon donne l'explication des coliques.

Les symptômes nerveux remarquablement graves, méritent quelque attention ; méningite, terrible subsultus et violent délire qui rendirent très difficile, par moments, l'administration de la nourriture. Tout cela dans un cas qui s'achemina vers la convalescence sans le moindre symptôme d'ulcération intestinale et qui fut suivi par un retour rapide à la santé parfaite une fois que la convalescence fut établie.

Le Docteur Jump est assistant démonstrateur d'anatomie au « Cooper Medical College » et un très enthousiaste et profond étudiant de son sujet. Croyant souffrir d'un trouble appendiculaire, et en connaissant les dangers, il insista pour qu'une incision exploratrice fût faite sans retard, en disant : « Si je devais mourir sans opération, et qu'il soit trouvé que la maladie aurait pu être guérie par intervention chirurgicale, je veux qu'on mette sur ma tombe : *Victime de la chirurgie conservatrice.* »

Orléans. — Imp. G. MORAND, 47, rue Bannier.

www.ingramcontent.com/pod-product-compliance
Ingram Content Group UK Ltd.
Pitfield, Milton Keynes, MK11 3LW, UK
UKHW020552230726
13925UKWH00006B/2563

9 782019 237783